La Vaccination antityphoïdique

PRÉSENTÉE

AU PUBLIC

CONFÉRENCES FAITES PAR MM.

A. de SAINT-VINCENT de PAROIS
MÉDECIN-MAJOR DE 2ᵉ CLASSE
AU 102ᵉ RÉGIMENT D'INFANTERIE

J. MICHAUX
INTERNE DES HOPITAUX
DE PARIS

PRÉFACE

DE M. LE DOCTEUR MERKLEN
MÉDECIN DES HOPITAUX DE PARIS

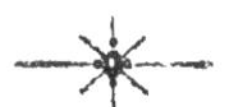

PARIS

A. MALOINE, ÉDITEUR

25-27, RUE DE L'ÉCOLE-DE-MÉDECINE, 25-27

1914

La Vaccination antityphoïdique

présentée au Public

La Vaccination antityphoïdique

PRÉSENTÉE

AU PUBLIC

CONFÉRENCES FAITES PAR MM.

A. de SAINT-VINCENT de PAROIS
MÉDECIN-MAJOR DE 2e CLASSE
AU 102e RÉGIMENT D'INFANTERIE

J. MICHAUX
INTERNE DES HOPITAUX
DE PARIS

PRÉFACE

DE M. LE DOCTEUR MERKLEN
MÉDECIN DES HOPITAUX DE PARIS

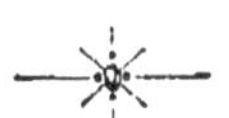

PARIS

A. MALOINE, ÉDITEUR

25-27, RUE DE L'ÉCOLE-DE-MÉDECINE, 25-27

1914

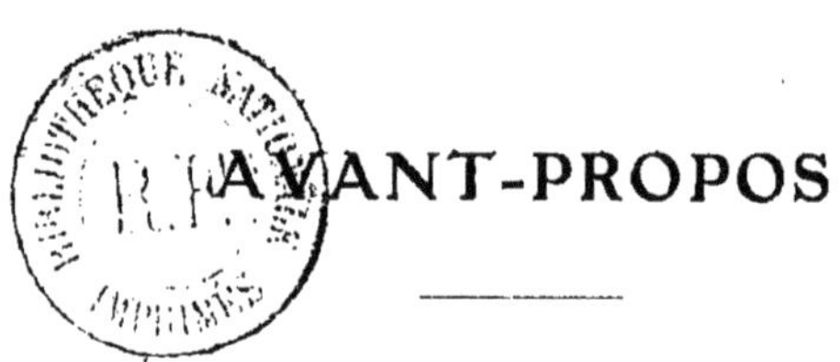AVANT-PROPOS

MM. de Saint-Vincent de Parois et J. Michaux ont exposé aux officiers et aux soldats du 102ᵉ régiment d'infanterie la raison d'être et les avantages de la vaccination antityphoïdique. Ce sont leurs conférences qu'ils offrent aujourd'hui au public.

Confiants dans la valeur d'une méthode éprouvée, les auteurs ont obéi au louable souci d'étendre le nombre de ses bénéficiaires. Pour donner à cette étude son véritable poids, ils y ont réuni tous les bons arguments que la vaccination antityphoïdique présente en sa faveur.

Ce travail est conçu de façon à intéresser à la fois le public éclairé (instituteurs, administrateurs, etc.), qui a tout à y apprendre, et les médecins civils et militaires, qui y trouveront un exposé synthétique propre à la vulgarisation. Cette sorte de double emploi n'est pas un de ses moindres mérites. Il est de la plus réelle utilité, la collaboration des médecins et du public réalisant une condition primordiale sans laquelle toute mesure de prophylaxie demeure inexistante. Pour que le médecin puisse ordonner et exécuter, il faut que le public comprenne et accepte.

Les milieux militaires et maritimes, si fortement frappés par la fièvre typhoïde, devaient naturellement devenir les premiers centres d'expériences de la vaccination. Les succès constatés expliquent la foi agissante des médecins militaires, leur propagande soutenue et la continuité de leurs efforts ; on comprend qu'ils aient dépassé les limites de leur champ d'action ordinaire, et nous devons les remercier de nous avoir fait profiter de leur expérience. La population civile est d'ailleurs directement intéressée par leurs résultats ; lorsque la dothiénentérie recule à la caserne, il est rare qu'elle ne recule pas aussi à la ville.

Si cet opuscule est destiné à faire surgir dans la masse des adeptes de la vaccination antityphoïdique, il apprend en même temps aux médecins à mettre cette dernière en pratique. Il en fait connaître les indications et les contre-indications, en enseigne la technique, permet de juger de son application dans chaque cas particulier, aide enfin à en apprécier les résultats.

Après avoir lu les conférences de MM. de Saint-Vincent de Parois et J. Michaux, les praticiens sauront de la vaccination antityphoïdique tout ce qu'ils en doivent savoir. Ils y trouveront le canevas des notions qu'ils auront à répandre dans leurs causeries et conférences. Ils auront de plus, grâce

*à elles, affaire à un public averti, et leur tâche s'en trouvera
grandement facilitée.*

*Elles rendront, — il est aisé de le prévoir, — de réels
services et leur utilité ne manquera pas de les imposer.*

PROSPER MERKLEN,
Médecin des Hôpitaux de Paris.

Paris, le 25 janvier 1914.

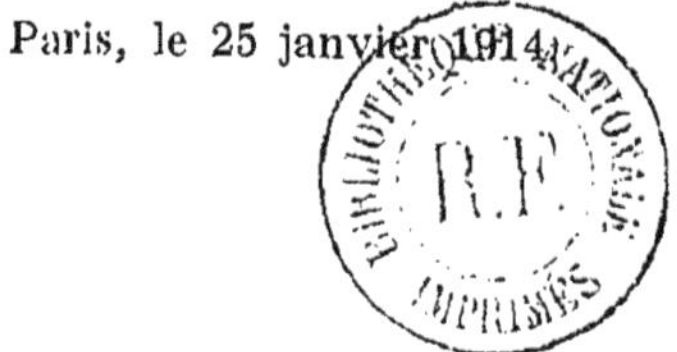

2

CHAPITRE PREMIER

—

Notions d'étiologie et de prophylaxie générale de la fièvre typhoïde.

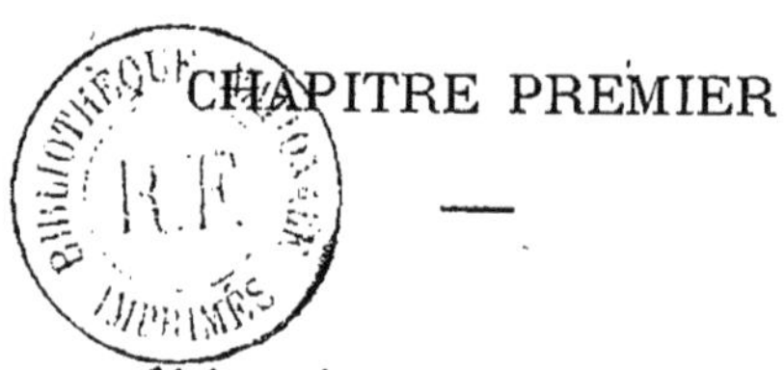

Si nous connaissons fort bien et depuis longtemps les symptômes, les complications et la gravité de la fièvre typhoïde (vulgairement appelée *fièvre muqueuse* et scientifiquement *dothiénentérie*), si ces noms réveillent en l'esprit de tous l'idée d'un véritable fléau universellement redouté, ce n'est, par contre, que depuis peu d'années en somme, que l'on est fixé sur les causes de cette affection. Dans le courant du siècle dernier, des discussions passionnées ont été engagées à ce propos; des recherches scientifiques de toutes sortes ont été faites. Elles ont permis enfin la découverte de la cause déterminante de la typhoïde, et c'est sur cette découverte que se basent les méthodes prophylactiques actuelles qui permettent d'engager, avec la typhoïde, une lutte qui semble tourner nettement à l'avantage de l'humanité.

Grâce aux travaux effectués à la fin du xIxe siècle, on a

pu reconnaître que la typhoïde est une maladie *spécifique,* c'est-à-dire due à un microbe sans lequel il n'y a pas de fièvre typhoïde et qu'on ne retrouve absolument que dans les organes des typhoïdiques. Ce microbe, aujourd'hui bien connu, c'est *le bacille d'Eberth*. C'est en somme un petit champignon, comme tous les microbes, invisible à l'œil nu, infiniment petit puisqu'il a une taille maxima de trois millièmes de millimètre. Il a été découvert par EBERTH, en 1880, dans les ganglions, la rate et l'intestin de quelques typhiques. Bien des auteurs l'ont depuis décrit en détail et une étude complète en a été faite en 1887 par deux médecins français, MM. CHANTEMESSE et WIDAL (1). Il serait fastidieux d'étudier ici les formes et les propriétés biologiques du bacille d'Eberth. Qu'il vous suffise de savoir que c'est un minuscule bâtonnet, extrêmement mobile, grâce aux cils vibratiles dont il est pourvu. Il pousse très rapidement dans tous les milieux alimentaires et beaucoup mieux au contact de l'air que dans les milieux sans oxygène; il est enfin extrêmement important de savoir que sa vitalité et sa résistance aux agents habituels de destruction est considérable. Il faut pour le tuer une température dépassant soixante degrés et agissant pendant au moins dix minutes; il supporte fort longtemps la congélation, qui semble même n'avoir que peu d'action sur lui. L'action du soleil lui-même, bien que lui étant très nocive, est encore assez lente à se produire.

Par contre, ce microbe se développe, puis se maintient fort longtemps vivant dans les poussières, dans les herbes

(1) *Archives de physiologie,* avril 1887.

et surtout dans l'eau. A une température moyenne de 15 degrés, qui est la température normale de nos régions, il conserve fort longtemps sa virulence dans le lait, le beurre, le fromage et dans tous les produits alimentaires.

Vous voyez que la lutte contre le bacille d'Eberth est chose fort difficile à réaliser, et que les précautions qu'il faut prendre pour l'éviter sont d'autant plus nombreuses et plus minutieuses qu'il se développe plus facilement et se conserve plus longtemps dans tous les milieux.

Nous allons maintenant exposer brièvement quels sont les véhicules du bacille typhique pour pénétrer dans l'organisme des malades qu'il infecte. On s'accorde actuellement à reconnaître que *la typhoïde est une infection du sang ou septicémie* (on a toujours pu mettre en évidence le bacille d'Eberth dans le sang des malades atteints de fièvre typhoïde). Voyons comment ce bacille peut passer du sang d'un typhique dans celui d'un homme sain qu'il va à son tour infecter.

Le bacille d'Eberth émigre du corps des typhiques par les selles, plus rarement par les urines et exceptionnellement par les crachats.

La contagion se fait presque toujours par *l'eau* (1), contaminée elle-même par les selles, exceptionnellement par les aliments, l'air, les vêtements. En effet, grâce aux travaux de Brouardel et Thoinot, on a pu établir les lois suivantes :

1° *Une eau potable reçoit des déjections de typhiques*;

(1) En ce qui concerne l'origine hydrique de la Fièvre typhoïde, consulter la « Revue générale » de Babonneix. (*Gazette des Hôpitaux*, 23 septembre 1911.)

elle est consommée par une collection d'individus ; elle sème la fièvre typhoïde parmi eux, et parmi eux seuls. Les exemples de ces faits abondent ; citons en un : A Auxerre, en 1882, toute une partie de la ville est décimée par la fièvre typhoïde. C'était uniquement la partie où l'on buvait de l'eau *de Vallan* ; or, au mois d'août, un sujet avait été atteint de fièvre typhoïde dans les environs de cette source. Ses selles, jetées sur un tas de fumier avoisinant la source, et en rapport direct avec elle par des infiltrations, l'avaient infectée, et ainsi s'était produite la contagion dans tout ce quartier d'Auxerre.

2º *Les épidémies de fièvre typhoïde sont en rapport topographique avec la distribution d'une certaine eau.*

Elles augmentent ou décroissent quand cette eau est consommée en plus ou moins grande quantité ; elles cessent quand le service de cette eau est supprimé.

Voici à l'appui de cette proposition un cas typique : Une épidémie éclate au lycée de Quimper. Elle est uniquement localisée aux élèves et au personnel du lycée qui y prennent leur repas. Aucun élève mangeant en ville n'est atteint. Un seul habitant de la ville est pris ; c'est une personne qui venait chaque jour faire sa provision d'eau chez le concierge du lycée. Or, le lycée de Quimper était alimenté par une canalisation particulière. Le jour où on s'approvisionna d'eau à la ville, l'épidémie cessa.

Un autre argument en faveur de l'origine hydrique de la fièvre typhoïde, repose dans ce fait qui ressort de l'examen des statistiques médicales de l'armée : la fièvre typhoïde est de beaucoup plus fréquente dans l'armée en août et septembre, dans les mois chauds, où l'on fait le plus de manœuvres fatigantes et où le soldat se trouve entraîné à faire abus de l'eau, et de n'importe quelle eau.

Vous voyez déjà que par des précautions bien comprises vis-à-vis de l'eau on peut arriver à arrêter ou même à éviter des épidémies de fièvre typhoïde.

L'eau potable, une fois infectée, donne le plus souvent la fièvre typhoïde à l'homme par son ingestion directe, mais elle peut aussi contaminer un certain nombre d'aliments et de boissons : les légumes, les salades et les fruits arrosés avec une eau impure, les huîtres élevées dans des eaux contaminées, le lait, le cidre, la crème, le beurre, et, plus rarement, le vin, protégé par l'action antiseptique de l'acide et non de l'alcool.

Citons, sans y insister, le rôle que peuvent, à l'occasion, jouer les vêtements, le linge, la literie.

Quant à la contagion de la fièvre typhoïde par l'air, elle a été longtemps incriminée, puis absolument repoussée. Actuellement elle est admise comme exceptionnelle. (Travaux de SICARD.)

Prophylaxie (1). — Des notions étiologiques qui précèdent, nous pouvons aisément déduire les précautions prophylactiques qu'il nous faut observer contre la typhoïde.

Nous avons vu que, de tous les véhicules du bacille typhique, l'eau était de beaucoup le plus important. Sans refaire l'étude de la prophylaxie hydrique, rappelons que, pour les municipalités, *il est de prime importance que les captages d'eau et les canalisations soient*

______

(1) Lire, pour plus de détails, la « Revue documentaire », de Jules Renault, dans le *Journal médical français* du 15 août 1910.

parjaitement entretenus ; de plus, il faut exercer sur un périmètre très étendu, *la surveillance de la zône* où se trouve la source qui fournit l'eau de la ville. Dès le moment où un typhique y est signalé, les plus grandes précautions seront prises pour assurer l'isolement du malade et la désinfection de ses selles, linges, etc.

L'épuration par filtration où ozonisation est indispensable pour les eaux de rivière. Quant aux eaux de puits ou de citernes, elles ne sont bonnes qu'à condition de considérer le puits en quelque sorte comme un lieu sacré dont il faut éloigner les immondices et les fumiers.

D'ailleurs des analyses bactériologiques de l'eau sont pratiquées régulièrement, et outre l'interdiction des sources, rivières ou puits contaminés, les consommateurs doivent, à certaines périodes de l'année qui leur sont indiquées par des affiches officielles, faire bouillir toute l'eau dont ils se servent pour l'alimentation, le nettoyage des légumes, fruits, etc.

Enfin, en ce qui concerne les légumes, *on sait que l'épandage est la grande cause de leur contamination.* Ne serait-il pas indispensable de l'interdire et de le remplacer par l'emploi uniforme des engrais chimiques? C'est là un problème qui ne saurait être résolu qu'après de nouvelles études.

Mais il nous reste à insister au point de vue prophylactique *sur les précautions que les malades et leur entourage doivent prendre eux-mêmes.* La négligence de ces principes est la source de tout le mal, et une hygiène individuelle bien comprise arriverait à enrayer du moins en partie le développement de la typhoïde. Il faut installer les malades sur des lits peu larges et sans rideaux, dans des chambres vastes, aérées et contenant le moins de meubles et de tentures possible. La propreté du corps et la propreté du linge doivent être l'objet de précautions poussées à l'extrême. Et surtout les infirmiers et les parents qui approchent le malade doivent se désinfecter souvent les mains, ne pas manger sans les avoir soigneusement lavées et ne jamais manger dans la chambre des malades. Les déjections du malade seront rendues stériles à l'aide d'une solution de sulfate de cuivre (500 grammes de sulfate de cuivre pour 10 litres d'eau); on pratiquera des lavages fréquents du bassin et de l'urinal, à l'aide d'un lait de chaux et du sulfate de cuivre, et on désinfectera de même les fosses d'aisances. A la campagne, il faudra bien veiller à ce qu'on ne jette les selles des typhiques, ni dans les mares à purin, ni dans le fumier, ni sur le sol, à ce que le linge et les vêtements du malade soient mis dans l'eau bouillante pendant une demi-heure au moins avant d'être livrés au blanchissage. Personnellement, vous tous, devez considérer comme un devoir envers vous-même et envers vos camarades de vous laver soigneusement les mains avant chaque repas; vous avez pu en effet recueillir des bacilles d'Eberth et vous risquez de les répandre sur vos aliments, sur votre pain et sur celui de vos voisins; d'ailleurs, il est de la plus élémentaire propreté de se laver les mains en sortant des cabinets.

Enfin, nous vous signalons l'action très nocive des insectes en général, et tout particulièrement des *mouches*. Vous savez les habitudes néfastes de ces animaux qui vivent la plupart du temps autour des fosses d'aisances et dans les déjections. Il a été prouvé qu'elles absorbent, transportent au loin et transmettent le bacille de la typhoïde. Cela peut vous expliquer combien il est important de tenir enfermés, en dehors des repas, toutes les denrées alimentaires, les assiettes et les plats, ou de les recouvrir d'un grillage métallique à mailles très fines, afin de les protéger du contact si malfaisant des mouches.

Les porteurs de bacilles. — Toutes ces notions étiologiques et prophylactiques ont été exposées, en partant du principe de la fièvre typhoïde transmise par l'eau ou par contagion directe de malades ayant la fièvre typhoïde à des individus sains. Mais nous savons aujourd'hui que les typhiques ne sont pas les seuls dont le tube digestif contienne des bacilles d'Eberth : *les convalescents de fièvre typhoïde conservent toujours, pendant deux à trois semaines, le bacille d'Eberth dans leur tube digestif et en éliminent journellement de grandes quantités dans leurs matières fécales. Certains sujets les gardent beaucoup plus longtemps, plusieurs mois, plusieurs années, certains même toute leur vie.*

Tous ces *porteurs de bacilles*, temporaires ou permanents, constituent pour les gens n'ayant pas eu la fièvre typhoïde, un danger persistant, surtout dans les agglomérations d'individus, telles que les casernes ou les camps : on prendra bien, vis-à-vis d'un malade atteint de typhoïde, toutes les précautions nécessaires de prophylaxie que nous avons passées en revue tout à l'heure ; mais comment pourrait-on les prendre vis-à-vis d'un homme sain qui ignore lui-même le fléau dont il est le propagateur et va risquer de contagionner ses voisins, non seulement par ses vêtements et ses linges qui peuvent être souillés, mais encore en souillant personnellement tous les produits alimentaires qu'il touche?

Insuffisance des moyens prophylactiques ; nécessité de la vaccination. — Somme toute, jusqu'à ces dernières années, on avait pu, par les mesures d'hygiène déjà exposées, espérer réduire la fièvre typhoïde, et vous pouvez d'ailleurs vous rendre compte, en examinant les statistiques, que la fièvre typhoïde est en décroissance en France. Mais la découverte de porteurs de germes nombreux chez de très anciens typhiques montre l'insuffisance de ces mesures que vient actuellement compléter heureusement la vaccination anti-typhoïdique. C'est là le seul moyen aujourd'hui connu d'atteindre le bacille d'Eberth lui-même, et d'éviter aux personnes vaccinées les risques d'une contagion, d'autant plus difficile à combattre qu'elle sévit surtout dans les agglomérations d'hommes vivant à côté les uns des autres, et commettant forcément des fautes d'hygiène individuelle.

Toutefois, avant de vous exposer les principes de la vaccination anti-typhoïdique, nous allons vous montrer la fréquence et l'importance de cette maladie dans l'armée française et dans la population civile.

CHAPITRE II

—

1° Fréquence générale de la fièvre typhoïde dans l'Armée française.

Les chiffres suivants, que nous avons relevés d'après la statistique de l'armée, donnent une idée de l'importance et de la fréquence de cette affection dans l'armée française.

De 1890 à 1910, il a été constaté 89.067 cas de fièvre typhoïde dont 58.086 pour la France et 30.981 pour l'Algérie-Tunisie.

Sur ce chiffre de 89.067 cas, le nombre des décès a été de 13.672, dont 8.629 pour la France et 5.043 pour l'Algérie-Tunisie.

Ces chiffres paraissent assez éloquents par eux-mêmes pour qu'il ne soit pas nécessaire de les commenter.

Les graphiques publiés dans la statistique médicale de l'armée donnant la morbidité et la mortalité de la fièvre typhoïde calculées sur un effectif de 1.000 hommes, pendant une période de *trente années*, permettent de constater que, si l'affection est en décroissance depuis les mesures nombreuses de protection qui ont été prises, elle n'en reste pas moins une affection toujours caractérisée par une exceptionnelle gravité.

On peut voir en effet, d'après ces courbes, que la morbité et la mortalité sont en relation directe : la mortalité suit la morbidité. En 1903, par exemple, la morbidité pour 1.000 atteignit en Algérie 25,2. A ce chiffre correspond une mortalité de 4,03 ; alors qu'en 1902, la morbidité avait été de 17,8 et la mortalité de 2,88.

En 1910, en France, la morbidité a été de 2,3 et la mortalité correspondante 0,31, alors qu'en 1909, la morbidité avait été de 2,9 et la mortalité de 0,47.

La gravité de l'affection reste donc toujours sensiblement la même et nous devrons nous rappeler que dans une année, la typhoïde fait d'autant plus de victimes, que le nombre des malades atteints est plus élevé.

Bien que la fièvre typhoïde soit en décroissance en France, grâce aux différentes mesures prophylactiques mises surtout en application depuis dix ans et dont la principale reste sans contredit la dotation en eau potable, *il n'en est pas moins vrai que, par rapport aux autres armées d'Europe, notre situation est encore bien inférieure.*

« La France, écrivait il y a quelque temps le médecin-major BINET-SANGLÉ dans un article qui fit sensation, est, *au point de vue pathologique, à la tête des nations* ; et il ajoutait : *l'état sanitaire d'une armée n'est que le reflet de l'état sanitaire de la population civile.* »

C'est une pénible constatation, mais il faut qu'on le sache et il importe encore davantage de le redire à l'heure présente où de si graves problèmes, causés non seulement par la faiblesse de la natalité, mais aussi par une effroyable mortalité, agitent la France.

Il ne nous appartient pas, dans le cadre de cette conférence, d'en rechercher les causes; elles se résument en ceci : Notre œuvre sociale d'assistance, de protection de l'enfance, de logements pour la classe ouvrière, de lutte anti-alcoolique, d'hygiène publique en un mot, est encore bien imparfaite.

Le tableau suivant emprunté à la statistique médicale de l'armée, qui résume pour *une période décennale* (1898-1907) la morbidité pour 1.000 hommes d'effectif, de la fièvre typhoïde dans les armées d'Europe, nous paraît assez démonstratif :

Armée allemande..... 1,03
  —   anglaise....... 1,05
  —   autrichienne... 2,16
  —   espagnole..... 3,73 (Moyenne de 5 ans, de 1903 à 1907, la moyenne étant inconnue de 1898 à 1903)
  —   italienne...... 5,29 (Moyenne de 5 ans, de 1898 à 1902, la moyenne de 1902 à 1907 est inconnue.)
  —   française...... 5,05 (De 1898 à 1902... 5,61)
  —   russe......... 5,61

Pourquoi la fièvre typhoïde atteint-elle ce degré d'acuité dans l'armée française?

En dehors des causes générales qui sont les mêmes pour d'autres maladies que la fièvre typhoïde, telles que la grippe, la rougeole, les oreillons, la tuberculose, et qui se rattachent, pour la majeure partie de la population française, à l'ignorance des choses élémentaires de l'hygiène ou à la non application des lois (que de médecins n'observent pas encore la déclaration des maladies contagieuses !) il existe pour la fièvre typhoïde, dans l'armée, des causes particulières que nous devons exposer.

En premier lieu, c'est l'absence fréquente d'eau potable dans les villes de garnison. La bactériologie nous montre en effet que la présence de certains microbes dans l'eau, du *Coli-bacille* notamment, dénote toujours une eau infectée (Vincent). Or, en France l'analyse bactériologique de l'eau a prouvé que les garnisons les plus régulièrement et les plus fortement frappées de fièvre typhoïde étaient celles où l'eau était le plus généralement souillée.

Dans ces villes, la morbidité pour 1.000 hommes dans une période décennale (de 1901 à 1910) a été la suivante :

Saint-Brieuc	22,42	Castres	13,80
Pau	20,43	Lunéville	13,22
Marseille	19,95	Cherbourg	12,94
Cahors	15,19	Perpignan	12,61
Montpellier	15,14	Toulon	12,54
Gap	15,02	Brest	11,17
Avignon	14,96	Carcassonne	10,16

A Saint-Brieuc, dans la sinistre année 1909, la morbidité atteignit le chiffre de 101,07 pour 1.000. Or l'eau de Saint-Brieuc renfermait un nombre élevé de bacilles d'Eberth et de coli-bacilles.

Morbidité et Mortalité pour 1.000 de la Fièvre typhoïde par Corps d'armée pendant la période décennale 1901=1910.

(D'après les documents publiés dans la *Statistique médicale de l'Armée.*)

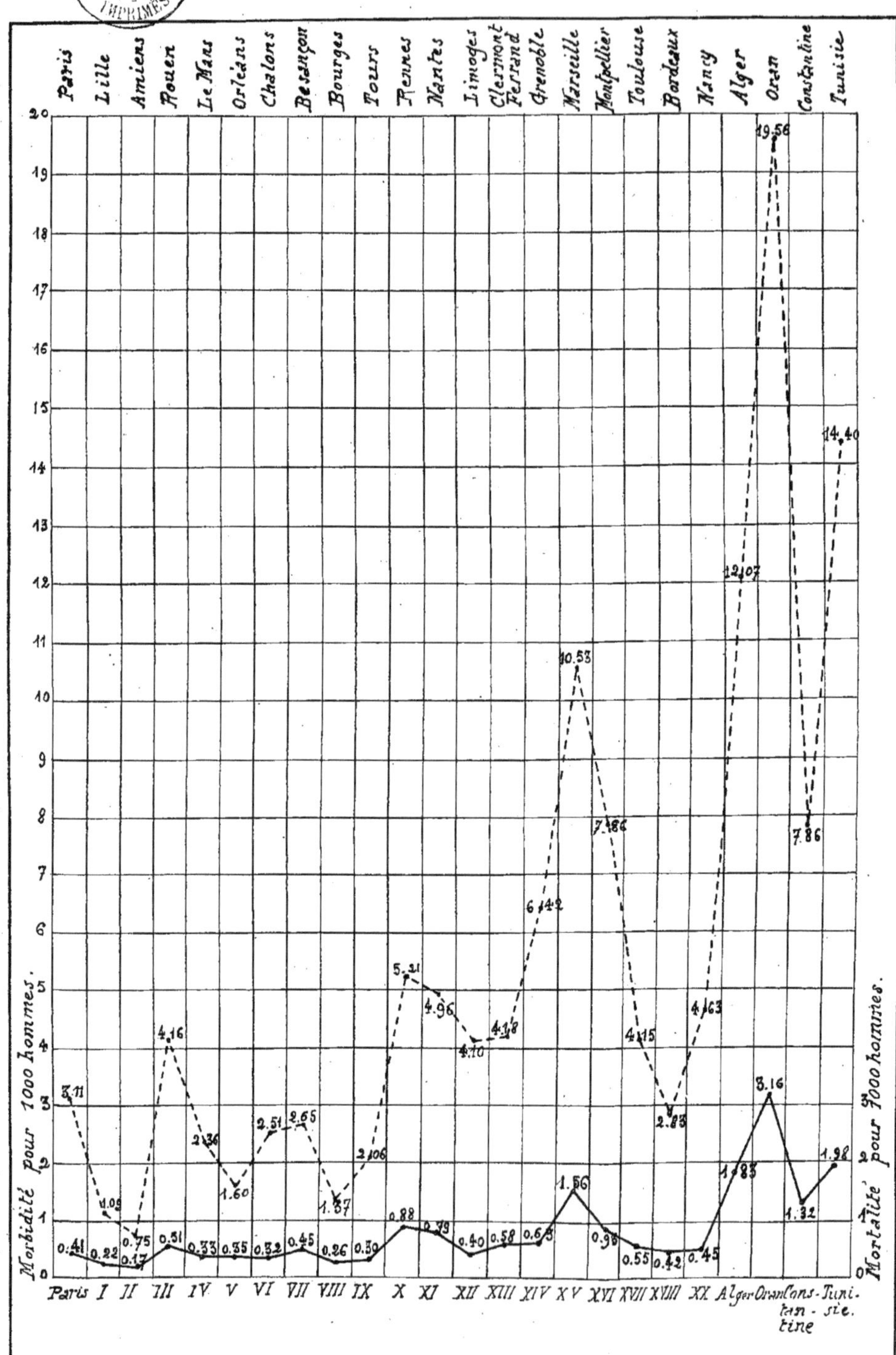

A Pau, les filtres à sable sont insuffisants et l'eau amenée en conduite libre est par conséquent exposée à toutes les souillures.

A Marseille, à Toulon, l'eau est souillée en permanence et les analyses ne cessent de révéler la présence du coli-bacille en quantité énorme.

Il en est de même *à Cahors, à Lunéville, à Avignon*; dans cette dernière, alors que l'eau de la ville contient 100 à 1.000 « coli-bacilles » par litre, la même eau épurée pour le service de la caserne est reconnue de bonne qualité.

A Montpellier, à la consommation d'une eau de rivière non épurée, s'ajoute l'insuffisance du réseau des égouts, et par suite, l'infection du sol.

Ces différentes villes que nous venons de citer appartiennent en effet aux Xme, XIme, XVme, XVIme, XVIIme, XVIIIme et XXme corps d'armée qui sont les plus éprouvés pour la typhoïde. (Voir le graphique.)

Trois corps d'armée, entre autres, ont une place prépondérante et méritent de retenir l'attention; ce sont les XIVme, XVme et XVIme corps. Si, comme nous le verrons plus loin, le pourcentage de la fièvre typhoïde est plus élevé dans le XIVme corps (6,42) en raison des manœuvres des Alpes, de la pullulation des mouches dans le Briançonnais (Dr Policard), par contre l'absence d'eau épurée potable, le manque d'eau général pour empêcher l'infection du sol et assurer la salubrité, le climat marin et chaud favorisant le développement du bacille d'Eberth et aussi le mépris des lois de l'hygiène chez un grand nombre d'habitants de ces régions de la France, sont des facteurs primordiaux de l'endémicité de la typhoïde dans les XVme et XVIme corps (10,53 et 7,86).

Dans une ville, le soldat est, comme on l'a dit si justement, le véritable réactif de la fièvre typhoïde. Tant que le gouvernement n'aura pas mis en demeure les villes sièges de garnisons de donner de l'eau potable, non seulement aux casernes, mais aux habitants de la cité, les mesures de protection contre la fièvre typhoïde seront illusoires. *On aura beau fournir aux soldats, à l'intérieur des casernes, de l'eau filtrée, épurée par des procédés plus ingénieux les uns que les autres, on n'empêchera pas la contamination des hommes par l'eau consommée en dehors de la caserne.*

Une seconde raison pour laquelle la fièvre typhoïde est plus fréquente en France que chez nos voisins tient *à la situation géographique de la France elle-même et à ses conditions climatiques.* Le bacille d'Eberth vit en effet, et surtout se conserve à une température optima de 15 à 20 degrés, dont se rapproche assez la température moyenne de notre pays, en particulier dans les départements maritimes.

L'augmentation de notre morbidité typhoïdique, par rapport aux autres nations européennes, est due également, ainsi qu'on peut le voir sur notre graphique, *à notre situation spéciale dans l'Afrique du Nord: l'Algérie, la Tunisie ont été jusqu'à présent les pays par excellence de l'endémie typhoïdique.*

Et si, là-bas aussi, l'affection est en décroissance dans la population nous le devons aux mesures prophylactiques à la fois nombreuses et ingénieuses qui ont été appliquées par les médecins militaires. Malgré cela, le succès de l'entreprise ne peut être à la hauteur de l'effort accompli, car de multiples raisons se coalisent pour favoriser la pullulation du germe morbide dans ce pays.

Ce sont tout d'abord les chaleurs intenses de l'été qui, en provoquant l'abus des boissons, déterminent en même temps des troubles gastriques favorisant l'infection eberthienne. A ce même ordre d'idée se rattache, au cours des manœuvres, la consommation d'eau provenant des « oueds » et des « R'dirs », de puits suspects, cette dernière de préférence à toute autre parce que plus fraîche. L'existence passée en grande partie sous la tente, dans les camps, l'établissement de feuillées, la non étanchéité de certaines conduites, la multitude des insectes et des mouches en particulier, la pénurie d'eau nécessaire au nettoyage des latrines et urinoirs, sont tout autant de causes favorables. On a remarqué en outre que le point culminant de la maladie en Afrique était atteint en octobre. Cette date coïncide précisément avec l'arrivée des recrues et avec la saison des pluies d'automne souvent diluviennes. Or, au cours de l'été la chaleur provoque, sur le périmètre de protection des sources, des fissures profondes par lesquelles l'eau souillée de la surface s'engage, déterminant ainsi la contamination de ces sources.

En Afrique, à moins d'être immunisé contre la typhoïde, on pourrait presque conclure que, pour le soldat, cette affection est inévitable.

Enfin, nous nous sommes demandés s'il n'y avait pas lieu de faire intervenir pour une certaine part dans la propagation de la fièvre typhoïde en France, plus que chez nos voisins immédiats, *le caractère français lui-même, si conser-*

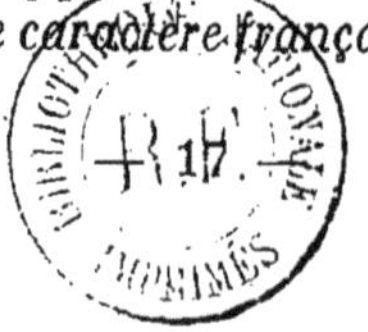

vateur et si sceptique en même temps. Le Français ne s'extériorise pas assez. Par un esprit de chauvinisme mal compris, il se refuse volontiers à croire aux progrès accomplis à l'étranger, et il est persuadé que tout est pour le mieux dans la meilleure des Frances. C'est ainsi qu'il tourne volontiers en ridicule une loi nouvelle basée sur une découverte scientifique, simplement parce que l'application de cette loi le gêne et le fait sortir de la routine de ses habitudes. En vain dans nos casernes, dans les endroits publics, faisons-nous apposer des écriteaux : « *Défense de boire de cette eau.* » — « *Eau non potable.* » — « *Eau dangereuse à boire.* » Nous constatons journellement l'infraction aux consignes.

Au point de vue hygiène, l'éducation populaire, en France, n'est pas faite, elle est à faire.

Les considérations sur la morbidité de la fièvre typhoïde, *d'après l'ordre de prédominance sur chaque arme, sont intéressantes à relever.*

Cette *morbidité,* calculée sur une période de dix ans (1901-1910) d'après la statistique générale de l'armée, permet d'obtenir le classement suivant :

A) **En France :**	B) **En Algérie-Tunisie :**
1. Sections d'infirmiers.	1. Sections d'infirmiers.
2. Chasseurs à pied.	2. Chasseurs d'Afrique.
3. Cavalerie.	3. Escadrons du train.
4. Génie.	4. Zouaves.
5. Artillerie de campagne.	5. Bataillons d'Afrique.
6. Artillerie à pied.	6. Régiments étrangers.
7. Infanterie de ligne.	7. Génie.

<table>
<tr><td>

8. Prisons militaires.
9. Sections d'état-major.
10. Sections de commis et ouvriers d'administration.
11. Escadrons du train.
12. Remonte.
13. Zouaves.

</td><td>

8. Artillerie de campagne.
9. Remonte.
10. Sections de commis et ouvriers d'administration.
11. Sections de discipline.
12. Artillerie à pied.
13. Spahis.
14. Sections d'état-major.
15. Prisons militaires.
16. Tirailleurs algériens.

</td></tr>
</table>

De l'examen de ces tableaux, il résulte que, tant en France qu'en Algérie, les sections d'infirmiers militaires viennent en tête. Cette simple constatation de la vulnérabilité exceptionnelle des infirmiers militaires pour la typhoïde démontre à elle seule l'extrême contagiosité de l'affection et constitue encore une preuve de la contagion médiate par les objets à l'usage des malades. Fait paradoxal, parmi les infirmiers de l'Assistance, parmi les garde-malades, la contagion est comparativement beaucoup moins élevée que parmi les infirmiers militaires. Tout en tenant compte du milieu militaire plus spécialement prédisposé à l'infection pour de multiples raisons, et tout en rendant hommage aux modestes serviteurs de ce corps si dévoué, il faut conclure que le métier d'infirmier militaire est une spécialité qui demande un apprentissage sérieux, exige des qualités morales et intellectuelles et une robusticité au-dessus de la moyenne des autres hommes des corps de troupe, *et qu'il serait grand temps de songer pour l'armée métropolitaine à la réorganisation rationnelle d'un corps d'infirmiers analogue à celui de la marine.* Bien que plus spécialement exposés à l'infection, nos infirmiers militaires se rendront un compte plus exact des dangers qui les menacent et, ainsi avertis, ils sauront éviter des maladies bien souvent attribuables à leur ignorance, à leur inattention ou à leur insouciance des règles de l'hygiène.

Après les infirmiers, les bataillons de chasseurs à pied méritent une mention spéciale : La facilité avec laquelle les hommes de ces bataillons contractent la fièvre typhoïde les classe au second rang. La raison doit en être recherchée dans l'entraînement plus intensif et surtout dans les nombreuses causes de contaminations au cours des cantonnements dans les manœuvres des Alpes. D'autre part, un grand nombre de détachements de bataillons de chasseurs à pied logent dans des forts où l'eau de citerne est seule employée.

Les différences observées entre la vulnérabilité des troupes à cheval et des troupes à pied, entre l'infanterie d'une part et la cavalerie et l'artillerie d'autre part, s'expliquent par le fait de la proportion plus grande d'engagés dans la cavalerie que dans l'infanterie. Il est en effet prouvé par l'examen des statistiques que les engagés et les jeunes soldats présentent pour la fièvre typhoïde une susceptibilité bien plus considérable. C'est ainsi que les corps qui comptent le plus d'anciens soldats, tels que la Garde républicaine ou les Sapeurs-pompiers que nous n'avons pas fait figurer dans cette énumération, jouissent d'une immunité plus grande que les autres corps, vis-à-vis de la fièvre typhoïde. Cette divergence s'explique par des conditions physiologiques d'âge et d'acclimatement, par la nostalgie, cette affection si spéciale aux jeunes soldats, qui diminue leur résistance aux principes morbides, par l'entraînement intensif et par les fatigues d'une vie nouvelle. D'autre part, les conditions de travail inhérentes à la cavalerie et à l'infanterie sont très différentes. Il n'est pas douteux que le métier de cavalier n'entraîne des besognes particulières. Outre les classes à pied, le cavalier a aussi les classes à cheval. Il a l'entretien de son cheval. Il a la garde d'écurie la nuit. Il dispose de moins de temps de repos que le fantassin. Enfin, la manipulation des fumiers dans la cavalerie est sans contredit une cause à ajouter aux autres pour justifier de la plus grande fréquence de l'affection dans cette arme que dans les autres. *N'oublions pas, en effet, que la fièvre typhoïde est avant tout la maladie des mains sales.*

Le petit nombre des atteintes dans les prisons militaires tient aux circonstances du genre de vie menée par les individus dans ces établissements spéciaux. La consommation forcée d'eau bouillie ou épurée à l'exclusion de toute autre leur évite l'infection.

On constate aussi que les unités à effectifs faibles, telles que sections d'état-major, de commis ouvriers d'administration, ou à effectifs disséminés, tels que le train, la remonte, les zouaves de France, sont moins touchées parce qu'il leur est plus facile d'éviter l'encombrement, facteur étiologique commun à la propagation de toutes les maladies.

Quant aux différences observées pour certaines armes entre la France et l'Algérie-Tunisie, elles relèvent des conditions particulières imposées à ces armes par les nécessités du service dans notre colonie de l'Afrique du Nord. Ainsi, les escadrons du train qui, en France, sont en bas de la courbe pour leur petit nombre de fièvres typhoïdes, arrivent en haut en Algérie. Ce fait tient à ce que les hommes du train ont en Algérie un service particulièrement chargé en raison des multiples convois qu'ils doivent assurer. Ils passent leurs journées sur les routes et leur ravitaillement en eau potable est d'autant plus suspect qu'il est souvent difficile. D'où le grand nombre d'atteintes éberthiennes.

Enfin, il faut noter que les corps indigènes, tirailleurs et spahis, sont presque indemnes.

On a parlé pendant longtemps de l'immunité ethnique des Arabes vis-à-vis de la fièvre typhoïde. On a dit et soutenu que les Arabes étaient réfractaires à la fièvre typhoïde. Ainsi posé ce principe n'est pas rigoureusement exact. Tout d'abord, souvent, le diagnostic a été erroné et on a mis sur le compte du paludisme bon nombre d'affections éberthiennes. Depuis quelques années, l'examen bactériologique, systématiquement pratiqué chez des malades de nos corps indigènes, la « séro-réaction », la culture du sang, ont permis d'imputer au bacille d'Eberth, la part qui lui revenait dans la pathologie exotique. Il n'en est pas moins vrai qu'en raison de la morbidité et de la mortalité infantiles considérables chez les Arabes, il se produit chez les survivants une vérirable immunité acquise, une *mithridatisation* (1) produite par l'accoutumance à des *toxines* éberthiennes plus ou moins virulentes, ce qui permet de dire que la race arabe

____

(1) C'est-à-dire un entraînement de l'organisme à la maladie.

adulte est particulièrement réfractaire à la fièvre typhoïde (1).

(1) Il appartiendra aux médecins militaires, chargés de faire
des conférences sur la vaccination antityphoïdique, de compléter
cet exposé par des documents locaux sur la fièvre typhoïde dans
leur corps d'armée et leur garnison. Ils trouveront, à ce sujet,
tous les renseignements nécessaires dans la *Statistique médicale
de l'armée* et dans les *Registres de casernement.*

2° Fréquence générale de la Fièvre typhoïde dans la population civile.

Il ne nous sera pas possible de donner pour la fréquence de la fièvre typhoïde dans la population civile, des détails aussi complets que nous les avons donnés pour l'armée. En effet, bien que la loi de 1892 sur la déclaration obligatoire des maladies contagieuses ait permis l'établissement d'une statistique approximative, ce n'est guère avant ces dix dernières années, grâce aux prescriptions impérieuses de la loi du 15 février 1902, que l'on peut se baser sur les chiffres de la statistique sanitaire de la France (1).

Le fait le plus remarquable, ressortant de l'examen de cette statistique (récapitulations annuelles et quinquennales des décès par groupes d'âge), est que le *maximum de mortalité, et par conséquent de morbidité, se trouve entre 20 et 30 ans.* Il en résulte que les chiffres de la statistique militaire ont une valeur indiscutable, même au point de vue de la population générale.

Nous allons cependant donner, d'après la statistique

(1) Consulter la *Statistique sanitaire de la France*, publiée par les soins du Ministère de l'Intérieur.

sanitaire de la France, quelques chiffres de la mortalité par fièvre typhoïde, dans la population civile à Paris et dans quelques villes.

Proportion pour 1,000 des décès par la Fièvre typhoïde de 1891 à 1911.

ANNÉES	PARIS	VILLES de 100.000 à 500.000	VILLES de 30.000 à 100.000	VILLES de 20.000 à 30.000	VILLES de 10.000 à 20.000	VILLES de 5.000 à 10.000	MOYENNE du TOTAL GÉNÉRAL
1891-1895	0,22	0,43	0,39	0,38	0,35	0,33	0,34
1896-1900	0,19	0,35	0,36	0,30	0,25	0,23	0,28
1901-1905	0,12	0,25	0,23	0,20	0,17	0,15	0,19
1906	0,11	0,30	0,20	0,21	0,18	0,14	0,18
1907	0,09	0,34	0,19	0,19	0,16	0,13	0,19
1908	0,08	0,33	0,16	0,17	0,13	0,11	0,16
1909	0,09	0,22	0,17	0,20	0,13	0,11	0,15
1910	0,06	0,20	0,11	0,13	0,11	0,08	0,12
1911	0,13	0,24	0,19	0,20	0,18	0,14	0,18

D'après ce tableau, la moyenne est d'autant plus élevée, qu'on la considère dans les villes de plus grande
importance. *Paris, toutefois, malgré son énorme agglomération, fait exception à la règle; c'est au contraire Paris
qui a la moyenne la plus basse parmi les groupes envisagés.*
La raison de cette différence étonnante tient certaine-
ment aux grands progrès de l'hygiène dans la capitale.
(Distribution d'eaux de sources, remplaçant la distribution d'eau de la Seine.) Ce sont les villes de 100.000
à 500.000 habitants qui présentent le maximum de
mortalité, et parmi ces villes, c'est sans contredit à *Marseille*, dont nous avons déjà signalé les défectuosités d'hygiène, que l'on doit cette prépondérance : en 1911, par
exemple, la moyenne de Marseille était de 0,42 alors que la
moyenne générale des villes de sa catégorie était de 0,24.

Parmi les épidémies meurtrières observées en France,
nous signalerons les suivantes : En 1828, un médecin
de *Nancy*, le Dr Leuret, communiquait à l'Académie de
médecine un mémoire relatif à des « dothiénentérites »
observées dans cette ville. (Ce mémoire a sa place mar-
quée dans l'histoire de la typhoïde, car il est le premier
en date qui ait affirmé la notion de contagiosité de l'affec-
ction.)

En 1849 à *Dinan,* en 1854 à *Chaumont,* les docteurs
Piedvache et Michel signalèrent ces villes comme des
centres typhoïgènes.

Mais ce fut surtout en septembre 1882, à *Auxerre,*
que l'éclosion subite d'une épidémie, qui frappa plusieurs
centaines de sujets et fit 92 victimes, détermina une
enquête très sérieuse et l'application de toute une série
de mesures prophylactiques.

Jusqu'en 1889, *Angoulême* fut un foyer endémique et épidémique pour la fièvre typhoïde. Les constatations du Dr Roux, qui décidèrent la modification du régime des eaux, firent cesser brusquement l'état de choses.

Il en fut de même à *Rennes,* où, de 1870 à 1882, avec la consommation d'une eau suspecte, la statistique, cependant incomplète, de l'état civil, accusait une moyenne de 13,4 décès pour 10.000 habitants ; tandis que de 1883 à 1892, cette moyenne tombait à 4,2, grâce à l'adduction d'eau de source.

Parmi les épidémies plus rapprochées de nous, mentionnons celle de *l'Arbresle* (petite localité à 25 kilomètres de Lyon) où, en septembre 1907, pour une population de 2.900 habitants, 275 personnes furent frappées.

Et, pour finir, rappelons l'épidémie terrible de *Saint-Brieuc,* qui, dans l'été de 1909, atteignit un millier de personnes et fit 92 victimes.

Des considérations qui précèdent sur l'importance et la fréquence de cette affection en France, vous voyez ce que nous sommes en droit d'attendre, en vous proposant l'application systématique de la vaccination antityphoïdique.

CHAPITRE III

—

Principes et historique de la vaccination antityphoïdique. — Indications et contre-indications. — Résultats obtenus.

Nous ne pouvons ici faire une étude longue et détaillée des bases sur lesquelles a été édifiée la vaccination antityphoïdique telle qu'on la pratique actuellement. Nous tenterons cependant d'exposer rapidement et le plus simplement possible les grands principes qui ont guidé les recherches.

Toxines du bacille d'Eberth (1). — *Le bacille d'Eberth est, en somme, comme tous les microbes, un être qui, dans son milieu, vit, respire et élimine des substances toxiques,* de la même façon que nous les éliminons par l'urine et les matières fécales. Mais, lorsqu'il vit dans notre sang, dans nos organes, les *toxines* qu'il élimine ainsi se répandent

(1) Hallion et Bauer : Revue documentaire du *Journal médical français,* 15 octobre 1913.

tout autour de lui dans notre corps, entraînées par la force du courant sanguin.

Par conséquent, dans une fièvre typhoïde, nous avons à combattre le microbe, dangereux en lui-même, et les poisons qu'il secrète. Or, la présence du microbe et de ses poisons dans notre sang, qui entraîne la maladie souvent mortelle contre laquelle tant de savants cherchent à lutter, a ceci de bon, qu'elle *détermine contre le microbe et ses poisons une réaction de l'organisme.* Il se produit à ce moment-là dans le sang un certain nombre de substances chimiques qui vont neutraliser l'action des poisons microbiens, et d'autres qui vont gêner la vie du microbe lui-même, en l'empêchant de se répandre librement dans le sang, en le détruisant peu à peu.

Antitoxines. — Toutes ces substances dites *antitoxines* ou *anticorps*, se développent dans l'organisme des malades atteints de fièvre typhoïde. *Mais elles sont tellement actives, tellement puissantes, qu'en général un homme qui a eu la fièvre typhoïde ne l'aura pas une seconde fois* (1). Ce n'est pas qu'il n'ait de temps à autre des occasions de l'avoir ; le bacille d'Eberth doit, chez lui comme chez ses voisins, pénétrer dans l'organisme, au moment par exemple d'une épidémie. Mais son sang, habitué à lutter contre le microbe, a gardé toutes les armes qu'il s'était fabriquées au moment de la première atteinte, et le bacille d'Eberth est tué aussitôt entré, sans avoir eu le temps de provoquer une seconde infection. Ce phéno-

______

(1) Il y a cependant une limite à cette immunisation. (Voir compte rendu de la séance de l'Académie de Médecine du 13 janvier 1914. Communication du Dr Lajoanio.

mène bien connu de l'*immunité* que la fièvre typhoïde confère contre elle-même à ceux qu'elle atteint, au moins pendant quelques années, *est le point de départ de toutes les tentatives de vaccination.*

L'idéal des savants qui l'ont travaillée, vous le devinez facilement : *c'est d'arriver à habituer l'organisme à lutter contre le bacille d'Eberth, à lui donner ces armes dont nous parlions, et que seul il peut se fabriquer.* Bref, il s'agit de conférer à chaque sujet la même immunité que celle des malades ayant eu la fièvre typhoïde, tout en lui évitant les inconvénients et les risques de cette grave affection.

Comment arriver à ce résultat? La façon la plus simple était d'essayer d'inoculer aux hommes sains une sorte de fièvre typhoïde en miniature, sans gravité; c'était là une méthode dangereuse que d'injecter des *bacilles d'Eberth vivants* sous la peau de sujets n'ayant jamais eu la fièvre typhoïde.

Vaccins vivants. — Toutefois, les épreuves sur les animaux ayant parfaitement réussi (Beumer et Peipper, 1887), certains auteurs ont essayé sur l'homme. Les inoculations leur ont donné d'excellents résultats. Mais, en réalité, ces bacilles vivants sont des *bacilles malades.* Ils ont été atténués, en effet, par les différents savants qui les ont employés, soit au moyen de la chaleur (Castellani, Nicolle et Conor (1)), soit par un contact préalable avec un sérum antityphoïdique (vaccin sensibilisé de Besredka (2). Ces procédés de vaccination à l'aide de

(1) Voir les méthodes de vaccination antityphoïdique de l'Institut Pasteur de Tunis, par Nicolle, Conor et Conseil. (*Presse médicale*, 15 novembre 1913.)

(2) BESREDKA : *Bulletin de l'Institut Pasteur*, août 1913.

bacilles vivants sont-ils dans tous les cas inoffensifs?

Le fait n'est pas prouvé, et il n'est pas le moins du monde établi que, chez certains sujets en état de moindre résistance par suite de grandes fatigues ou d'une maladie antérieure, l'inoculation de bacilles d'Eberth vivants ne puisse être suivie *du développement redoutable de ces bacilles et de l'éclosion d'une fièvre typhoïde peut-être grave.*

Vaccins tués. — Par contre, MM. Chantemesse et Widal ont prouvé en 1888 (1), par des expériences sur les animaux, *que l'injection de bacilles tués par la chaleur à 100° et même 120 degrés, entraîne l'immunisation des animaux injectés contre la fièvre typhoïde.* C'était là le premier pas de la découverte du vaccin antityphoïdique, tel qu'il est employé actuellement (2). C'est en tous cas à ces deux savants français que revient le mérite d'avoir établi que, dans une culture de bacilles d'Eberth morts, il subsiste des toxines inanimées, en quantité suffisante pour immuniser contre la fièvre typhoïde l'animal auquel on injecte cette culture.

Telle qu'elle était, la méthode exposée par Chantemesse et Widal exigeait l'emploi d'une très grande quantité de bacilles tués, pour pouvoir obtenir la quantité de toxines nécessaires à l'entraînement de l'organisme.

Leurs travaux, repris en Allemagne par Pfeiffer et Kolle, en Angleterre par Wright, ont amené, en 1896, l'emploi dans ces deux pays de vaccins antityphoïdiques obtenus par stérilisation de cultures de bacilles d'Eberth

(1) *Annales de l'Institut Pasteur,* 1888 et 1892.

(2) Sacquépée dans le *Manuel de thérapeutique* de Gilbert et Carnot, 1909.

à une température de 60 degrés seulement, puis même à des températures moindres. Ces auteurs furent donc les premiers à injecter du vaccin à l'homme. Les résultats, prouvés par des statistiques nombreuses, encouragèrent les recherches.

Plusieurs modifications furent apportées depuis lors par différents auteurs : les uns diminuèrent encore la température de stérilisation des cultures employées, d'autres diminuèrent ou augmentèrent les doses de vaccin à injecter; certains enfin, à la tête desquels il faut citer *le professeur Vincent*, médecin principal de 1re classe au Val-de-Grâce, fabriquèrent des vaccins *sans les stériliser par la chaleur, mais en employant des procédés de stérilisation spéciaux, comme l'autolyse* (1), *ou surtout comme l'adjonction de certaines substances chimiques.* C'est ainsi que, depuis 1908, le professeur Vincent prépare dans son laboratoire du Val-de-Grâce et expédie actuellement partout un vaccin dont la chaleur n'a pas atténué les propriétés antimicrobiennes, et dont les bacilles sont tués *par addition momentanée d'éther.* L'évaporation permet de se débarrasser instantanément de cet antiseptique, qui, mis en présence du bacille d'Eberth, le tue en quatre ou cinq heures, mais « *respecte intégralement les propriétés immunigènes du vaccin* ». (Vincent.) (2).

---

(1) Le vaccin par autolyse, obtenu par filtration, a été longtemps préparé par Vincent, et appliqué avec des résultats aussi bons que le vaccin bacillaire. Mais il n'est plus fabriqué à cause de la longueur de sa préparation.

(2) Voir les articles de H. Vincent dans le *Journal médical français* du 15 octobre 1913, et dans les *Archives de médecine et de pharmacie militaires* de novembre 1913.

Faisons remarquer que l'antiseptique employé par Vincent étant volatil, il n'en reste pas dans le produit final qu'il inocule, contrairement à ce qui se passe pour d'autres vaccins additionnés de substances antiseptiques qui en rendent l'injection douloureuse (lysol, crésol, etc...)

De plus, le vaccin de Vincent est *polyvalent*, c'est-à-dire qu'on a employé à sa préparation plusieurs variétés de races de bacilles typhoïdiques et paratyphoïdiques. (Les bacilles paratyphoïdiques sont des microbes extrêmement rapprochés du bacille d'Eberth, et qui amènent des infections très semblables à la fièvre typhoïde, et presque aussi graves qu'elle.)

A côté du vaccin de M. le médecin principal Vincent, seul employé aujourd'hui dans l'armée française, *le professeur Chantemesse*, se basant sur ses travaux anciens et reprenant l'application pratique qu'en avaient faite Pfeiffer et Kolle en Allemagne et Wright en Angleterre, fabrique un vaccin additionné de lysol avec des bacilles tués par la chaleur à 56 degrés. Ce vaccin est employé avec un égal succès dans notre marine (1).

Il importe à présent que nous vous disions quelques mots des indications et contre-indications à la vaccination antityphoïdique. L'accord sur ce sujet est à peu près unanime, et c'est pourquoi nous pouvons nous permettre de passer rapidement (2).

(1) Nicolle prépare maintenant à l'Institut Pasteur de Tunis et emploie avec succès un vaccin polyvalent tué par le fluor. (Dr Lemanski, *Revue Tunisienne des Sciences médicales*, janvier 1914).

(2) Voir, pour plus de détails, l'excellent article des docteurs

Les indications sont simples à formuler : tout individu que sa profession, le pays qu'il habite, l'eau qu'il boit, expose à contracter la fièvre typhoïde, doit être vacciné, et cette prescription devient impérieuse en cas d'épidémie. Ce n'est que par une application particulière de ce principe qu'on pourra conseiller plus spécialement aux médecins, aux infirmiers, aux garde-malades, de se faire vacciner, *ainsi qu'aux membres d'une famille ou d'une agglomération dans laquelle se déclare un cas de typhoïde.* C'est une extension du même principe qui fait actuellement souhaiter que la vaccination soit désormais obligatoire dans l'armée et dans la marine.

Profitons de ce chapitre d'indications pour noter l'emploi intéressant du vaccin dans le traitement même de la fièvre typhoïde (1). (*Vaccinothérapie ou Bactériothérapie.*) Nous ne pouvons entrer dans les détails de cette pratique.

Citons enfin les cas suivants, tout à l'honneur du vaccin de Vincent; sept médecins ayant absorbé accidentellement au cours de travaux de laboratoire des cultures pures de bacille d'Eberth, se firent vacciner dans les 48 heures, par le vaccin polyvalent; *aucun d'eux ne contracta la fièvre typhoïde.*

On ne trouve dans les différentes statistiques rien d'intéressant à noter en ce qui regarde l'âge des personnes à vacciner. On a inoculé du vaccin chez l'enfant à

Louis et Combe, assistants du professeur Vincent, dans le *Monde médical* du 5 décembre 1912.

(1) Louis et Combe : *Monde médical* du 5 novembre 1913. — Chantemesse : *Monde médical* du 15 juin 1913.

partir de trois ans. Il l'a toujours fort bien supporté.

Contre-indications. — Mais la vaccination antityphoïdique est encore une acquisition trop nouvelle de la science pour que l'on puisse l'appliquer sans des précautions très rigoureuses : *il ne faut opérer que sur des individus absolument sains.*

Nous éviterons donc de vacciner tout homme atteint d'une affection aiguë quelconque (angine, grippe, entérite, bronchite, voire même blennorragie aiguë). En ce qui concerne *les syphilitiques,* la question a été très discutée. En réalité, selon les règles que formule M. le professeur Vincent lui-même, on peut vacciner les hommes ayant la syphilis, quand ils ne présentent pas d'accidents en évolution et qu'ils ne sont pas débilités.

Il nous faudra d'autre part exclure sévèrement de notre pratique, les surmenés, les fatigués dont l'état général et la résistance sont momentanément amoindris par des exercices physiques excessifs, ou par un travail intellectuel exagéré.

Les *paludéens* peuvent se faire vacciner, *mais en dehors des périodes d'accès fébriles.* La précaution indispensable est seulement de leur faire absorber la veille et le jour de chaque injection un gramme de sulfate de quinine.

Nous n'avons vu jusqu'ici que *les contre-indications passagères* à la vaccination. Dans tous ces cas, il nous sera facile de faire comprendre aux intéressés qu'il faut attendre un peu, pour que leur état général leur permette de supporter la vaccination.

Mais il est à la vaccination une contre-indication bien autrement importante, et qui revêt un caractère *permanent :* nous voulons parler de *la tuberculose.* Les inoculations de vaccin ont réveillé chez les tuberculeux des réactions générales intenses, avec poussées fébriles à 39 ou 40 degrés pendant plusieurs jours. Le risque de réveiller l'infection tuberculeuse doit nous interdire la vaccination chez ces malades.

Chez les anciens tuberculeux bien guéris, ou chez les individus suspects par leurs antécédents, et pour ainsi dire, *candidats à la tuberculose*, le professeur Vincent conseille de faire *une première injection d'essai de un quart de centimètre cube;* si cette injection ne réveille pas de forte réaction fébrile, on pourra procéder aux quatre injections successives que nécessite la vaccination antityphoïdique.

Vaccination des anciens typhoïdiques. — Enfin, en ce qui concerne les sujets ayant eu déjà la fièvre typhoïde, il faut admettre chez eux une immunité certaine de 6 à 7 ans, qui va ensuite s'atténuer et qu'il sera bon de rénover par la vaccination. Mais il ne faudra pas vacciner moins de six ans après une fièvre typhoïde.

Technique. — Au point de vue de la *technique* de ces vaccinations, nous ne parlerons que de celle de M. le professeur Vincent, dont nous avons la pratique. Chaque envoi du Val-de-Grâce est d'ailleurs accompagné d'une instruction nous renseignant sur les détails de cette technique; ceci nous permet d'être brefs.

Le lieu d'élection est la région dorsale du moignon de l'épaule gauche (ou de l'épaule droite chez les gauchers), dans le repli cutané que l'on voit derrière le bord postérieur du deltoïde lorsque le bras est tombant. Après nettoyage de la peau à la teinture d'iode, on procède à l'injection sous-cutanée du vaccin avec une seringue de

Pravaz et des aiguilles convenablement stérilisées. Cette injection doit être poussée lentement et on doit s'abstenir de masser ensuite la région empâtée par le liquide. La résorption doit être lente en effet, et, dans ce but, il est utile de recommander aux vaccinés de ne pas faire de mouvements violents du bras.

Réactions locales après l'injection. — Le lendemain ou dès le soir même de l'injection, et généralement pendant vingt-quatre heures consécutives, le sujet immunisé ressent une douleur contuse, profonde, qu'il compare généralement à celle que produirait un fort coup de poing sur l'épaule. Il devra en tous cas s'abstenir de tout excès et de toute fatigue le soir et le lendemain de chaque inoculation. *C'est pourquoi chaque soldat est exempté de tout service pendant un jour au moins après l'injection.*

Réactions générales. — Dans quelques cas rares, un peu de lourdeur de tête et une légère ascension de température se montrent le lendemain d'une inoculation. L'absorption d'antipyrine ou d'aspirine suffiront toujours à arrêter ces phénomènes peu intenses.

Vous voyez combien minimes sont les risques à courir, et de combien peu d'importance sont ces réactions, quand les précautions indiquées plus haut sont bien prises.

L'inconvénient de la méthode repose dans ce fait *qu'on ne peut injecter en une seule fois la dose nécessaire à l'immunisation de l'organisme.* La réaction consécutive à une aussi forte dose serait dangereuse peut-être, et en tous cas très pénible. On pratique donc les inoculations *en qualre fois,* en injectant successivement un demi, un, un et demi et deux centimètres cubes et demi.

(Rappelons que les doses indiquées ici sont les doses de l'adulte, et *qu'on les diminue d'un tiers pour l'enfant de onze à quinze ans, et de moitié pour l'enfant de trois à onze ans.)*

Ces inoculations doivent se faire *à sept jours d'intervalle au moins et à vingt jours au plus.* Si, pour une raison valable, un sujet doit s'interrompre de subir ces inoculations, on devra, quand il les reprendra, lui réinjecter d'abord la dose injectée à la dernière séance qu'il a subie, avant de continuer chez lui l'application de cette vaccination.

Durée de l'immunisation par le vaccin. — Enfin, bien que nous ne possédions pas encore, au sujet de la durée de l'immunisation, des données très nettes, nous pouvons dire que, de même que pour l'immunisation que confère la typhoïde elle-même, cette durée est assez limitée. Il sera prudent de se faire revacciner, en temps d'épidémie surtout, après les cinq ou six années qui suivent la première vaccination. N'avons-nous pas d'ailleurs un précédent à cette conduite dans la vaccination de la variole? On procède en principe à la revaccination antivariolique tous les sept ans, et le temps a prouvé l'excellence de la méthode.

Résultats obtenus (1). — Sans entrer dans le détail

(1) Nous répétons les chiffres publiés par le Prof. Vincent dans les *Archives de médecine et de pharmacie militaires* de novembre 1913 et par Rimbaud, dans le *Journal médical français* du 15 octobre 1913.

des statistiques publiées partout sur les résultats obtenus par les diverses méthodes de vaccination et sans citer les très belles statistiques étrangères de Wright et de ses élèves, de Pfeiffer et Kolle, nous allons exposer rapidement les chiffres officiels du professeur Chantemesse dans la marine, et du professeur Vincent dans l'armée.

Dans l'armée française. — Le premier essai dans l'armée française fut fait au Val-de-Grâce, en 1910, sur un certain nombre de médecins, aides-majors, élèves de l'École, mais l'essai officiel date réellement de septembre 1911.

A cette époque, une *mission* composée de MM. les professeurs Chantemesse et Vincent, et du médecin-major Combe, fut envoyée au Maroc Oriental pour y procéder à des vaccinations antityphoïdiques. Les résultats furent les suivants :

Sur **2.632** hommes non vaccinés, il y eut **111** cas de fièvre typhoïde et **23** décès. Sur **283** hommes vaccinés par le vaccin de Vincent et celui de Wright, on ne compta qu'*un* seul cas léger de typhoïde et pas un seul décès. De plus **75** hommes furent vaccinés, avec des résultats également satisfaisants, par le vaccin de Chantemesse (1).

En 1912, les essais furent continués sur une plus vaste étendue.

En France, sur la totalité de l'armée à *l'intérieur*, **447.159** militaires non vaccinés donnèrent **997** cas de

____

(1) Voir le compte rendu de la séance de l'Académie de médecine du **19** décembre 1911. (Numéro de la *Semaine Médicale* du 20 décembre 1911).

typhoïde et **136** décès. **30.325** vaccinés ne donnèrent *pas un seul cas de typhoïde.*

Au cours de cette année 1912 se placent quelques faits intéressants et particulièrement significatifs.

A *Avignon*, au mois d'août, éclata une épidémie massive de fièvre typhoïde dans la ville. Bien entendu, la garnison ne fut pas épargnée. **1.366** militaires de la garnison, vaccinés, furent indemnes; **687** non vaccinés présentèrent **155** cas de typhoïde et **22** décès.

Sur la demande du Ministre de la Guerre, du vaccin fut envoyé dans certaines localités où des épidémies de typhoïde s'étaient déclarées.

C'est ainsi qu'à *Puy-l'Evêque* (Lot), à *Paimpol*, un grand nombre d'habitants, y compris femmes et enfants, furent vaccinés. Les résultats globaux de la vaccination appliquée à ces deux petites villes sont les suivants :

Non vaccinés : **2.788**; Fièvre typhoïde : **144**; Décès : **16**.
Vaccinés : **712**; Fièvre typhoïde : **0**.

Troupes africaines. — La vaccination antityphoïdique, appliquée à nos troupes dans notre colonie de l'Afrique du Nord en 1912, se présente ainsi au point de vue statistique :

A) *Algérie-Tunisie :*

Non vaccinés : **41.514**; Fièvre typhoïde : **504**; Décès : **78**.

Vaccinés : **10.031**; Fièvre typhoïde : **1** (la vaccination avait été faite avec un vaccin périmé et qui n'avait pas été conservé à l'abri de la chaleur).

B) *Maroc Oriental :*

Non vaccinés : **5.807**; Fièvre typhoïde : **222**; Décès : **78**.
Vaccinés : **962**; Fièvre typhoïde : **0**.

C) *Maroc Occidental :*

Non vaccinés : **6.293**; Fièvre typhoïde : **168.44**;
Décès : **21,13** (*Proportion pour* 1.000.)
Vaccinés : **10.794**; Fièvre typhoïde : **0,18**.
Décès : **0,09**. (*Proportion pour* 1.000)
En 1913, il a déjà été procédé, dans les six premiers mois, à **32.670** vaccinations sur la totalité de l'armée.
Dans la Marine (1). — Dans la Marine, les résultats obtenus par M. le professeur Chantemesse ne sont pas moins satisfaisants, bien que portant sur des effectifs beaucoup plus modestes : Du 5 avril 1912 au 5 avril 1913, sur **3.652** hommes vaccinés, *pas un* ne fut atteint de fièvre typhoïde. Par contre, sur **67.845** personnes non vaccinées, on observa **542** cas de fièvre typhoïde.

La conclusion logique de cette fastidieuse énumération de chiffres *interdit de mettre en doute le bénéfice de la vaccination antityphoïdique.*

Le choix du vaccin. — Mais il est permis de se demander maintenant à quel vaccin on donnera la préférence : vaccins étrangers, vaccin de Nicolle, vaccin de Chantemesse ou vaccin de Vincent? Qu'on nous permette de ne pas trancher cette délicate question, dont la grande presse s'est emparée. Nous, nous avons exposé

(1) CHANTEMESSE : *Monde médical*, 15 juillet 1913.

les résultats en toute impartialité : vous les connaissez. D'ailleurs, comme vous allez le voir, le Sénat, dans sa séance du 19 décembre 1913, a adopté un projet de loi tendant à rendre la vaccination antityphoïdique obligatoire dans l'armée, *sans spécifier encore quel serait le vaccin employé.* Il est probable qu'une Commission spéciale de savants (Commission mixte d'hygiène et d'épidémiologie militaire) décidera celui auquel il y a lieu de donner la préférence actuellement.

Pour ceux qui appartiennent à l'armée, qu'on nous permette de dire que le *vaccin du professeur Vincent, que nous employons, a fait ses preuves.* Il ne faut pas craindre d'y recourir. Il offre des avantages incontestables : par sa stérilité absolue, qui ne diminue pas ses propriétés immunigènes, par ses réactions nulles, par sa polyvalence et par son efficacité remarquable (1).

(1) Louis et Combe : *Monde médical,* 25 mai 1912.

CHAPITRE IV

—

Le projet de loi Labbé.

La vaccination antityphoïdique rendue obligatoire dans l'armée française.

La vaccination antityphoïdique est appliquée déjà depuis plusieurs années dans les armées étrangères et en particulier dans les corps expéditionnaires et coloniaux (guerre du Transvaal, 1899 ; corps expéditionnaire allemand contre les Herreros, 1904-1907 ; armée japonaise, 1908-1909 ; armée américaine, où la vaccination a été rendue obligatoire en juin 1911 ; armée italienne, dont 4.000 hommes faisant partie du corps expéditionnaire de Lybie, ont été vaccinés par le vaccin polyvalent de Vincent).

Or, la France, qui peut être considérée comme le pays d'origine de la vaccination antityphoïdique, ne s'est décidée à l'essayer sur une très petite échelle d'ailleurs, qu'en août et septembre 1911.

Les résultats excellents obtenus sur les volontaires ont décidé le Sénat à aborder la question au point de vue législatif.

Le 19 décembre 1913, l'ordre du jour du Sénat appelait la première délibération sur la proposition de loi de M. le sénateur Léon Labbé, tendant à rendre obligatoire dans l'armée la vaccination antityphoïdique. M. le médecin principal de 1re classe Vincent, membre de l'Académie de médecine, chargé du laboratoire de vaccination antityphoïdique au Val-de-Grâce, était désigné en qualité de commissaire du gouvernement.

M. le Dr Labbé, rapporteur, expose alors à ses collègues du Sénat, qu'il a déjà développé devant eux, en mai dernier, la question de la vaccination antityphoïdique et qu'il y a urgence à rendre celle-ci obligatoire, en raison d'épidémies nouvelles suivies de morts, qui se sont produites.

A très juste raison, le Rapporteur fait remarquer *que la découverte de la vaccination antityphoïdique n'implique en rien la cessation des mesures prises pour doter les villes d'eaux potables*, et il cite comme exemple, l'épidémie récente de Montauban, où toute la population vivait dans l'absolue sécurité, parce que la plupart des quartiers étaient dotés d'une eau de source très pure; par exception, deux ou trois quartiers étaient encore alimentés par des puits particuliers. Brusquement, en septembre, l'épidémie éclate : 58 jeunes soldats sont atteints,

16 meurent. La vaccination obligatoire est immédiatement imposée aux soldats : l'épidémie cesse.

De tels exemples sont assez démonstratifs pour prouver l'urgence absolue de la proposition de loi dont l'article unique est ainsi conçu :

« *La vaccination antityphoïdique est obligatoire à l'égard des militaires de l'armée active.*

« *Dans le cas où les circonstances paraîtraient l'exiger, une décision ministérielle pourra en prescrire l'application aux militaires des réserves, convoqués pour une période d'instruction.* »

La discussion au Sénat. — A la suite de cet exposé, M. le sénateur Émile Chautemps, à titre de rapporteur du budget de la Marine, prend la parole pour rendre un égal hommage à MM. les professeurs Chantemesse et Vincent, ces deux savants français qui ont enrichi la science d'une nouvelle et si féconde application des doctrines pastoriennes » et demande que la Commission mixte d'hygiène et d'épidémiologie militaire tranche la question entre les deux préparations employées.

M. le rapporteur Léon Labbé se range d'ailleurs à cet avis et estime que les deux vaccins de MM. les professeurs Chantemesse et Vincent peuvent être employés l'un et l'autre.

M. le Sous-Secrétaire d'État à la Guerre clôture la discussion en concluant qu'il n'a pas à établir de comparaison entre les deux sortes de vaccins, qu'il connaît dans son département de la Guerre, les effets remarquables du vaccin préparé par le Val-de-Grâce et que d'ailleurs dans cette question de pure application, il convient de laisser l'appréciation à l'administration responsable.

La proposition de loi de M. le sénateur Léon Labbé est adoptée par le Sénat, et elle sera sous peu de jours discutée devant la Chambre des députés.

Espérons, dans l'intérêt de l'armée et de la santé de nos soldats, que cette loi sera prochainement votée à la Chambre et que bientôt la vaccination antityphoïdique sera, comme la vaccination antivariolique, *rendue obligatoire pour toute la population civile*, dans les conditions que l'expérimentation permettra de déterminer.

Oppositions faites au projet de loi. — Le Syndicat médical de Paris, dans sa séance du 5 janvier 1914, s'est ému de cette proposition de loi, qui, d'après lui, tendrait à empiéter sur la conscience médicale et à retarder les progrès de l'hygiène urbaine.

La conscience du praticien serait-elle donc si étroitement reliée à un vote de l'Académie de médecine? Quant au retard supposé dans les améliorations de l'hygiène urbaine, il ne dépendrait en réalité que des dispositions prises par l'État. Rien n'empêche le législateur de forcer les municipalités à prendre les mesures de prophylaxie générale que nous avons signalées comme indispensables (voir page 6), mais que nous avons reconnues insuffisantes pour venir à bout de la fièvre typhoïde.

En toutes choses, il faut considérer la fin; et quelles que soient les raisons invoquées pour mettre en doute l'efficacité du vaccin (autogenèse de la fièvre typhoïde, négation de sa spécificité (1), porteurs durables de bacilles), ces arguments se retournent contre leurs auteurs : en effet, les résultats thérapeutiques et prophylactiques obtenus ne sont-ils pas la meilleure preuve de la valeur des bases sur lesquelles sont établies l'étiologie et la vaccination de la fièvre typhoïde?

(1) GRANJUX : *Revue d'hygiène*, novembre 1909.

CHARTRES. — IMPRIMERIE ED. GARNIER.